PLAIDOYER

Prononcé à l'Audience du 8 Mai 1780,

POUR LE SIEUR DE POUILLY,

CONTRE

MONSIEUR D'EPRÉMESNIL;

En la préfence de M. le Procureur-Général;

Du Comte de LALLY-TOLLENDAL,

Et autres Parties.

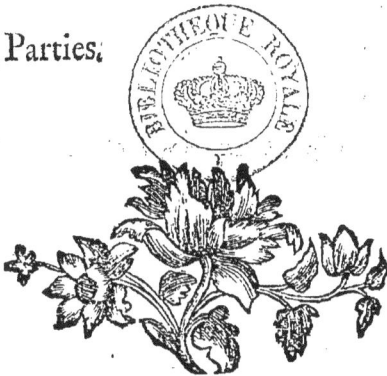

A ROUEN,

De l'Imprimerie de P. SEYER, Imprimeur de Son Eminence
Monfeigneur le Cardinal, rue du Petit-Puits.

M. DCC. LXXX.

MESSIEURS,

Si cette caufe, devenue célebre, avoit commencé entre des hommes ordinaires, on l'auroit plaidée & jugée dans une Audience.

Quand le fera-t'elle ? Je l'ignore.

Toutefois elle partage le Public. De chaque côté j'ai vu des partifans zélés foutenir leur opinion avec beaucoup de chaleur.

J'ai pris la liberté de leur demander pourquoi ils s'enflammoient ainfi ? On agite, leur difois-je, trois queftions : elles confiftent à fçavoir fi le Général Lally étoit innocent ou coupable ; s'il a calomnié M. de Leyrit, & fi M. d'Eprémefnil peut intervenir pour fe plaindre de cette prétendue calomnie.

Or, fur la premiere queftion, quel fentiment, leur difois-je, prétendez-vous avoir ? Vous n'a-vez pas lu les trois mille pieces qui compofent le pro-cès criminel ; vous n'en avez pas combiné les rap-ports, apprécié le réfultat. On a reproché les té-moins, & vous ne pouvez prévoir ce que la Cour prononcera fur les reproches. On continue l'inftruc-tion, & vous ne favez pas ce qu'elle peut devenir. Deux feuls Magiftrats, M. le Procureur-Général & M. le Rapporteur, connoiffent peut-être la po-fition actuelle de ce procès. Une étude profonde & fuivie pourroit feule vous en donner une jufte idée ; mais vous laiffez ce foin laborieux aux Magiftrats : daignez donc attendre leur décifion fans impatience.

A 2

Sur la feconde queftion concernant la calomnie ; concevez qu'il ne s'agit pas de la difcuter, mais qu'il s'agit de fçavoir fi elle fera difcutée.

Sur la troifieme queftion, c'eft-à-dire, la fin de non-recevoir, vous pouvez, leur difois-je encore, fi cela vous plaît, avoir une opinion quelconque. Cette queftion eft la feule qu'on doive agiter maintenant ; mais pour la réfoudre il faut être Jurifconfulte, & tout le monde n'a pas ce pénible avantage.

Je reviens à ma caufe.

J'ai diftingué dans M. d'Eprémefnil deux perfonnes très-différentes, le Magiftrat & la Partie. J'ai refpecté l'un, & j'ai plaidé contre l'autre.

Cependant, fi je l'en crois, j'aurois dû l'attaquer avec plus de ménagement.

M. d'Eprémefnil reclame des égards particuliers ; mais pour qui en a-t'il eu ? .... En me renfermant dans ma caufe je demande à M. d'Eprémefnil s'il a eu des égards pour le Général Lally, pour le fils de cet infortuné, pour moi, pour mes Clients ?

En quels termes M. d'Eprémefnil a-t'il parlé de ce Général ? Dira-t'il, pour me fervir de fes expreffions, qu'il ne devoit aucuns égards *au plus lâche des traîtres, au modele des traîtres, au perfide, au vile fcélérat, au monftre infatiable vomi par l'enfer ;* enfin, à un Lally ? Mais, Monfieur, *ce Lally* étoit un homme, & vous deviez quelques égards à l'humanité ; mais *ce Lally* eft mort illégalement fur l'échafaud, & vous deviez quelques égards au malheur ; mais *ce Lally* n'eft maintenant qu'accufé ; la

loi préfume encore fon innocence , & vous deviez
quelques égards à cette préfomption légale ; mais *ce
Lally* peut être juftifié , & vous deviez quelques
égards à l'Arrêt poffible qui rétabliroit fa mémoire ;
mais *ce Lally* enfin étoit un Général d'Armée, &
vous deviez quelques égards à fon nom , à fon rang
que rien n'infâme encore.

En fecond lieu , quels égards avez-vous eu pour
fon fils ? Quels torts ce fils avoit-il envers vous ? Il a
demandé , obtenu la caffation de l'Arrêt illégal qui
condamnoit fon pere ; il s'occupe nuit & jour de fa
juftification ; il cherche , il voit , dans cette juftification , un remede à fes maux dévorants , ... & pour
cela il vous eft odieux ! Ne dites pas qu'il vous avoit
provoqué. Il gardoit le filence lorfque vous avez
commencé votre plaidoirie par lui dire que fon pere
étoit un lâche , un traître , un perfide ; il le gardoit
lorfqu'après cette injure mortelle , vous l'infultiez encore plus durement , en affurant que vous l'aviez mé-
nagé ; il le gardoit encore lorfque vous avez mis
fous fes yeux l'ombre enfanglantée de fon pere.
Avoit-il alors pour vous des égards ? En aviez-vous
pour fon infortune ?

Je vais plus loin. Vous n'êtes pas l'accufateur de
fon pere ; vous craignez même d'être en forme fon
dénonciateur ; vous n'avez , vous n'aurez jamais le
droit de contefter fon innocence à fon fils. Mais quand
vous auriez pu , comme vous l'avez fait , dire , en
face à ce jeune Militaire , qu'il eft le fils d'un fcélérat , pourriez-vous infinuer au moins qu'il n'eft pas

fils légitime ? Que signifient ces termes : »Je res-
» pectois, *sans les examiner*, les nœuds qui l'unissent
» à la cendre du Comte de Lally ? »

Sans les examiner. On sent trop ce que vous voulez dire : cela s'explique par les autres termes que
vous avez prononcés à la derniere Audience, ces
termes de fils *naturel ou légitime*. Quoi ! sans intérêt,
sans utilité pour votre cause, vous contestez implicitement au fils le plus désolé, le plus à plaindre, le
plus favorable, jusqu'à sa légitimité, que personne
ne lui conteste ; .... & lorsque le desir de le perdre
est le but sensible de votre intervention, je manque-
rai d'égards si je l'observe ! Qui le pensera ?

Et pour moi, Monsieur, moi, Avocat, qui ne
suis point votre Partie, & que vous ne pouvez attaquer personnellement, avez-vous eu des égards ? Le
premier mot que vous m'avez adressé dans la cause,
étoit une expression dure. Je n'en rappellerois pas le
souvenir, si vous n'affectiez pas de vous plaindre de
moi ; ensuite vous m'avez prêté des intentions que
je ne pouvois avoir. Depuis vous m'avez écrit une
lettre inexacte & offensante, à laquelle j'ai fait une
réponse seche, mais honnête. Dans cette lettre encore, où vous me donnez des éloges, & me dites des injures, vous m'annoncez que vous allez me poursuivre,
& vous me vouez à la fin le *plus sincere attachement*.
Quel contraste ! Enfin, vous avez attendu que je
vinsse à l'Audience pour m'y dénoncer publiquement
à MM. les Gens du Roi ; pour m'y présenter comme un audacieux, & m'offrir un pardon insultant que

j'ai rejetté. Prétendiez-vous, Monſieur, en me mena-
çant, en me dénonçant, intimider mon miniſtere.

Je connois mes devoirs. Je ſçais que ce miniſtere
utile & noble a pour baſe une honnête liberté. En
devenant Avocat , j'ai juré de ne ſoutenir que les
cauſes que je croirois juſtes , de les ſoutenir ſans ac-
ception de perſonnes , ſans arrogance & ſans baſſeſſe. J'ai promis à la Cour une fermeté inébranlable,
un courage au-deſſus des préventions. Ce courage,
je l'ai & je l'aurai toujours.

Ce n'eſt donc pas moi, Monſieur, qui manque aux
égards : comme Avocat , j'ai diſcuté les torts trop
réels que vous avez dans cette cauſe. Mais pouvois-je
faire autrement ? Mon devoir ne m'y contraignoit-il
pas ? Eſt-ce ma faute à moi, Monſieur, ſi d'une cauſe
qui pouvoit être ſimple & modérée , vous en avez
fait une cauſe compliquée & violente ! Je ne ſuis pas
ſorti de cette cauſe ; j'ai expoſé , caractériſé votre
conduite actuelle, mais je n'ai attaqué ni votre naiſ-
ſance, ni vos mœurs, ni votre religion, ni votre pro-
bité , ni votre honneur.

J'ai employé des termes vifs , durs peut-être ,
mais jamais calomnieux. Je n'ai point imité l'exemple
que vous avez donné trop long-tems.

Et croyez-vous d'ailleurs, Monſieur, croyez-vous
que ſi je vous répondois au nom du Comte de Lally-
Tollendal, je m'en tiendrois-là ? Je vous répondrois
au nom d'un fils que la nature & l'honneur arment
pour défendre un pere indignement outragé ; & lorſque je laverois ce Général encore préſumé innocent ,

des noms que vous lui prodiguez , des noms odieux *de lâche , de perfide , de fcélérat , d'abominable , de traître , de modele des traîtres , de monftre infatiable, d'homme vomi par l'enfer , DE LALLY ENFIN* , c'eſt- à-dire , d'un nom vile que la poſtérité abhorrera (ſelon vos termes encore) comme celui des Tiberes & des Nérons ; lorſque je préſenterois ſon fils accablé ſous tant d'outrages , vous penſez que mes traits feroient lancés auſſi foiblement ! Non , Monſieur , non , déſa- buſez-vous.

Quels égards enfin avez-vous eu pour ceux que je défends ? Vous avez dit & redit ſouvent que vous n'étiez pas leur partie. Ils vous répondent que votre ſeule intervention établit le contraire. Mais pouviez-vous attaquer le Général Lally ſur des points communs , indiviſibles , ſans être l'adverſaire de tous les accuſés ? Quand vous avez ſoutenu que ſon Arrêt étoit juſte & régulier , parce que des Juges intégres l'avoient rendu , mes Clients vous ont dit : ..... Nous reſpectons ces Magiſtrats , mais vous ſoutenez donc auſſi que notre condamnation prononcée par eux eſt juſte & réguliere ? Il feroit inconféquent de dire que des Juges ne pouvoient ſe tromper quant au Général Lally , & qu'ils pouvoient ſe tromper quant à nous. Quelle eſt votre intention ? Or , Monſieur , vous êtes- vous levé alors ? Avez-vous répondu : »Calmez vos »alarmes. J'avoue que l'argument que j'oppoſe au »Général Lally ne vous eſt point applicable. » Non, Monſieur , vous avez gardé le ſilence ; vous avez perſiſté dans ce propos vague : *Je ne ſuis point vo-*
tre

tre adverſaire, je ne veux point l'être. Vous ne voulez pas l'être ! Mais lorſque vous faites une aſſertion
qui nous humilie, un argument qui juſtifie notre
condamnation, nous devons croire que vous nous
frappez indirectement, & que vous êtes notre ennemi.

Quand vous avez ſoutenu que l'Arrêt du Conſeil étoit l'ouvrage de la brigue, qu'il bleſſoit la foi
dûe aux Arrêts du Parlement, &c. mes Clients vous
ont dit : Mais nous l'avons ſollicité cet Arrêt, &
nous n'avons employé que la juſtice pour l'obtenir.
Vous prétendez donc implicitement, & que nous
étions bien condamnés, & que nous ne devons la
caſſation qu'à des manœuvres; vous tentez donc d'in-
diſpoſer la Cour & le public contre nous ? Hé bien,
Monſieur, vous ne leur avez encore fait aucune réponſe, vous ne leur avez encore accordé aucune ſatisfaction. Je dis plus, vous avez réitéré cette injure.

Quand vous avez mis dans votre premier plaidoyer, page 44, que le Général Lally toléroit, fa-
voriſoit ouvertement toutes ſortes de vexations, mes
Clients vous ont dit : Mais c'eſt nous qu'on accuſe de
ces vexations imaginaires ; c'eſt donc pour nous que
vous employez ces termes....... Vous n'avez pas répondu qu'ils ne leur étoient point applicables ; vous
leur avez laiſſé croire, vous avez laiſſé croire à la Cour
& au public que ces termes cruels étoient pour eux.

Rien n'eſt plus poſitif que ces outrages, & votre
ſilence les confirme. Cependant, Monſieur, lorſque
j'ai employé quelques termes dont le ſens naturel ne
pouvoit être injurieux, & que vous avez préſentés

B

comme équivoques, vous avez demandé des actes, & moi j'ai déclaré aussi-tôt que je n'avois point l'intention que vous me prêtiez. Pourquoi, Monsieur, n'avez-vous pas aussi sur le champ désavoué les assertions dont je me plains? Avez-vous le droit de tout dire, & le privilege de ne rien souffrir?

Je sens bien que vous n'osez entrer dans aucune explication, parce que si vous reconnoissez relativement à nous, que nos Juges ont pû errer, que la procédure étoit irréguliere, que les témoins étoient reprochables & faux, que notre Arrêt étoit illégal, que la cassation étoit juste, que l'Arrêt du Conseil n'est pas l'effet de la brigue, que les Magistrats du Conseil qui ont examiné le procès piece par piece ont pû y voir quelque chose, que leur décision ne blesse pas la foi dûe aux Arrêts, que le Général Lally ne toléroit, ne favorisoit point nos vexations, puisque nous n'en avons point commis; si, dis-je, vous reconnoissez ces vérités relativement à nous, il faudroit le reconnoître relativement à ce Général, & tout votre système disparoîtroit alors.

Que faudroit-il de plus pour établir que vous êtes notre adversaire? Si cependant quelqu'un pouvoit en douter, j'en vais donner une nouvelle preuve; j'en étois là, Messieurs, quand la derniere Audience finît.

Vous avez fait imprimer & réimprimer votre Correspondance avec ses notes; on la vend à Paris, vous la distribuez à Rouen. On trouve à la fin de ce recueil, d'abord l'Arrêt (cassé) du Général Lally &c.

du ſieur Allen ; enſuite l'Arrêt poſtérieur (également caſſé) des ſieurs Gadeville, Chaponnay, Pouilly & autres. Si votre Correſpondance étoit imprimée avant cet Arrêt, ils ne pouvoient y être joints, puiſqu'ils n'exiſtoient pas. S'ils ont été imprimés & joints depuis, de quel droit, vous qui n'étiez pas dans le procès, avez-vous pû le faire? Le caractere typographique de la Correſpondance n'eſt point celui du premier Arrêt. Le caractere du premier Arrêt n'eſt point celui du ſecond. En quelque tems que vous ayez fait cette addition à votre Correſpondance, deviendra-t-elle jamais honnête & licite? Ce n'eſt pas tout; ces Arrêts ont été caſſés, ils ne ſubſiſtent donc pas: pourquoi ne les avez-vous point alors retranchés de vos anciens exemplaires s'il en eſt reſté? Pourquoi les avez vous joints aux exemplaires de la nouvelle impreſſion? Pourquoi, ſi vous n'en vouliez qu'au Général Lally, avez-vous joint, ou n'avez-vous pas retiré l'Arrêt poſtérieur & ſéparé des autres parties? Pourquoi en y laiſſant, ou en y joignant cet Arrêt de condamnation, n'avez-vous pas annoncé l'Arrêt qui le caſſe? Pourquoi diſtribuez-vous le monument de notre honte, ſans mettre à côté le monument qui le détruit? Pourquoi voulez-vous que vos nombreux exemplaires paſſent à la poſtérité dans cet état qui nous offenſe?

Allons plus loin. On ſent bien par quelle raiſon vous joignez l'Arrêt du Général Lally à votre Correſpondance. Vous inſinuez qu'elle indique le coupable, & que l'Arrêt le punit. Ce ſont ſuivant vous

deux pieces de rapport.... Mais vous infinuez donc
la même chofe pour le fieur Allen que cet Arrêt humilie. Vous l'infinuez donc auffi pour les fieurs de
Chaponnay, de Gadeville, de Pouilly, &c. puifque
vous mettez leur Arrêt à la fuite de l'autre ?

Votre intention, Monfieur, eft trop vifible. En
joignant notre Arrêt à votre Correfpondance, vous
avez voulu nous bleffer ; en ne le fupprimant pas,
vous avez eu le même deffein ; en les diftribuant,
vous avez cru diftribuer notre humiliation ; vous avez
cru dire au public, voyez à quels hommes j'ai affaire ; voyez ce que le Parlement de Paris en a penfé ;
voyez ma Correfpondance & leur Arrêt, c'eft-à-dire,
leur délit & leur châtiment.... Tout cela, Monfieur,
concorde avec vos idées fur l'Arrêt du Parlement de
Paris & fur celui du Confeil, avec les éloges que
vous donnez à l'un, & la critique amere que vous
faites de l'autre.... Et vous agiffez ainfi, en affurant
que vous n'avez pas à vous plaindre de nous, que
vous n'êtes point notre Adverfaire, & que vous ne
pouvez l'être ! Eh, Monfieur, quelle étrange conduite ! Renoncez à tous ces détours ; paroiffez notre
ennemi auffi ouvertement que vous l'êtes : nous ne
devons pas plus de confiance à vos déclarations que
le Comte de Lally-Tollendal ne vous en devoit lorfqu'après avoir peint fon pere comme un fcélérat,
vous lui difiez fi affectueufement, *je ne veux pas con-
trifter votre ame*, & lorfqu'enfuite vous réitériez vos
injures.

Si M. d'Eprémefnil, en fe préfentant dans notre

procès, en nous déclarant qu'il n'eſt point notre adverſaire, nous ménage ſi peu, ou plutôt nous offenſe ſi ouvertement, que n'aurions - nous pas à
craindre s'il étoit reçu Partie intervenante ? Ce n'eſt
donc pas ſans intérêt que nous lui oppoſons des fins
de non-recevoir.

En plaidant pour le ſieur Allen, j'ai poſé les queſtions ſuivantes.

1°. M. d'Eprémeſnil a-t-il une action recevable
contre la mémoire du Comte de Lally ?

2°. Quand il auroit cette action, peut-il intervenir
pour la former ?

3°. Cette action ne devoit & ne pouvoit-elle pas
être formée ſéparément avant la mort du Comte de
Lally ? Ne doit & ne peut-elle pas être formée ſéparément encore ?

4°. Les Comtes de Lally pere & fils, & des accuſés quelconques, ont-ils pu, par des injures vraies
ou fauſſes, amener une nouvelle partie au procès ?

Ce ſont toujours là les vraies queſtions qu'il s'agit
d'examiner. Si l'on en réſoud une ſeule contre M.
d'Eprémeſnil, ſon intervention ne peut être reçue.

PREMIERE QUESTION.

*M. d'Eprémeſnil a-t-il une action recevable contre la
mémoire du Général Lally ?*

S'il n'a point cette action, toutes les injures qu'il
profere ſont certainement plus qu'inutiles & dé-
placées. Or a-t-il cette action ? Je ſoutiens qu'il ne

l'a point , parce que M. de Leyrit & le Général
Lally font morts ; parce que M. de Leyrit s'eft vengé & avoit pardonné ; parce que M. d'Eprémefnil
repréfente fon oncle , & que ce dernier ne vouloit
pas que fes héritiers accufaffent le Général Lally ;
parce que M. de Leyrit, fi l'on en croit fon neveu,
avoit au plus défiré que l'on imprimât la Correfpondance , & qu'elle a été imprimée avec des notes ;
parce qu'il a diftribué cette Correfpondance & ces
notes en réponfe aux Mémoires du Général Lally ,
& qu'il a préféré ce genre de vengeance à la plainte
judiciaire ; parce qu'on lui confeilloit de donner plainte , & qu'il ne l'a point donnée ; parce qu'en ne la
donnant pas, parce qu'en choififfant une vengeance
plus sûre & plus facile, il y renonçoit encore ; parce
qu'il a recueilli le fruit de cette vengeance, parce
qu'il ne peut prétendre un fecond avantage , parce
qu'il a formellement renoncé à la plainte judiciaire ,
en laiffant juger le Général Lally fans fe plaindre ;
parce qu'en agiffant ainfi, il a prouvé qu'il ne vouloit
pas être fon accufateur direct ; parce que les chofes
& les perfonnes ne font pas en 1780 ce qu'elles
étoient en 1766 ; parce que la mémoire de M. de
Leyrit ne peut être en Jugement ; parce que M.
d'Eprémefnil ne veut pas qu'elle y foit , & qu'il ne
peut pas le vouloir ; parce qu'il n'a pas le droit de
fubftituer fa perfonne à la mémoire de fon oncle ;
parce que fi M. de Leyrit jouit du privilege de la
mort, le Général plus malheureux doit en jouir ;
parce qu'il eft fouverainement injufte de venir, après

16 ans de filence, pourfuivre un infortuné qui ne peut plus fe défendre, lorfqu'on n'a pas voulu le pourfuivre quand il pouvoit répondre ; parce qu'il eft encore plus injufte de demander au fils, au cu- rateur, un défaveu que l'on devoit demander, & qu'on n'a point demandé au pere, défaveu que ce fils, ce curateur, ne peut donner en connoiffance de caufe, & fans bleffer tous fes devoirs ; parce que M. d'Eprémefnil n'étoit point, & n'avoit point voulu être Partie originaire dans la caufe ; parce qu'il s'en rapportoit filentieufement à la Juftice ; parce que fon état eft le même ; parce que l'adverfaire doit au Parlement de Normandie la confiance qu'il avoit dans le Parlement de Paris ; parce que s'il épar- gnoit le Général Lally avant fa mort, il doit à plus forte raifon l'épargner après ; parce qu'enfin fon intérêt perfonnel n'eft pas ce qui l'occupe, qu'il agit par haine pour des intérêts qu'il fe crée, & avec un but dangereux.

Difcutons ces moyens.

Le Général Lally eft mort illégalement, & n'eft pas condamné. Cette feule phrafe rendra toujours très-vains les efforts de M. d'Eprémefnil.

Dans la regle générale, la mort de l'accufé éteint l'accufation. *Is qui in reatu decedit, integri ftatus decedit : extinguitur enim crimen mortalitate.*

Cette maxime que les Romains, ces Légiflateurs de la raifon & de l'humanité ont adoptée, a reçu des exceptions en France. Voici une partie de ces

exceptions dans l'art. Ier. du tit. 22 de l'Ordon. Cri-
min. Cet art. porte :

» Le procès ne pourra être fait au cadavre, ou à
» la mémoire d'un défunt, fi ce n'eft pour crime de
» leze-majefté divine ou humaine, dans les cas où il
» échoit de faire le procès aux défunts, duel, ho-
» micide de foi-même, ou rebellion à Juftice, avec
» force ouverte, dans la rencontre de laquelle il aura
» été tué ».

On n'a point accufé le Général Lally de duel, de
fuicide, de rébellion ; on ne doit donc pas s'en occuper.

Je ne m'appéfantirai point fur la fignification originaire du mot *crimen*. Les loix romaines l'emploient
indiftinctement pour fignifier, tantôt le *délit*, tantôt
l'accufation, ou l'un & l'autre collectivement. Les
interprétes du droit l'admettent dans le même fens.
Ces termes *extinguitur enim crimen mortalitate*,
fignifient chez tous les Jurifconfultes que le défunt
meurt innocent, & que l'on ne peut accufer fa mémoire.

La difficulté eft d'ailleurs réfolue par l'art. ci-deffus
cité.

Cet art. pofe d'abord une regle générale. » Le
» procès, dit-il, ne pourra être fait au cadavre ou à
» la mémoire. »

Le procès eft l'action autorifée pour la pourfuite
des crimes. Si la mort éteint le procès contre la
mémoire, elle éteint donc à la fois & le crime &
l'action.

l'action. Elle éteint l'action , parce qu'elle éteint le
crime ; elle éteint le crime , parce qu'elle rejette l'action : ainfi toutes les fubtilités grammaticales cef-
fent.

Le même Art. comme on l'a vu, met des exceptions
à cette regle générale; parmi fes exceptions eft le
crime de leze-Majefté , & ce crime comprend celui
de haute trahifon.

Sous cet Art. Serpillon dit : Il contient une exception à la regle qui veut que le crime & la *peine*
foient éteints par la mort du coupable ; il exige que
le procès foit fait même après la mort de ceux qui ont
commis les crimes y *mentionnés. Il ne feroit pas per-*
mis de le faire pour tout autre crime de QUELQUE NA-
TURE QU'IL FUT.

» C'eft encore une regle générale , dit la Combe ,
» que tout crime s'éteint par la mort du coupable
» avant fa condamnation ; néanmoins à l'égard du
» cime de leze-Majefté, cela n'empêche point que le
» procès ne foit fait au cadavre du coupable , s'il
» exifte , finon à fa mémoire.

» Pour ce qui regarde les pourfuites criminelles ,
» dit Ferriere , elles font toujours éteintes par la
» mort du criminel, s'il eft décédé avant fa condam-
» nation ; & même quoiqu'il ait été condamné , fi
» s'étant porté appellant, il meurt pendant l'appel ;
» enforte qu'on ne peut point, non-feulement con-
» damner la mémoire du défunt pour le crime dont
» il eft accufé , mais encore fon héritier eft en droit
» de jouir de fes biens , fans être tenu ni de la peine

C

»corporelle qu'eût fouffert le défunt, ni *d'aucuns dom-
»mages & intérêts* de la partie. La raifon eft que la
» peine corporelle ne peut être que perfonnelle, &
»à l'égard de la perte des biens, cette peine ne
» paffe pas aux héritiers, fi le criminel n'a été condam-
»né avant la mort.

» Il faut cependant excepter certains crimes pour
»lefquels on peut faire le procès au cadavre ou à la
» mémoire d'un défunt ; fçavoir, pour crime de leze-
»Majefté divine ou humaine, duel, homicide de
·»foi-même, & rebellion à juftice avec force ouver-
»te, dans la rencontre de laquelle le défunt a été
»tué.

Il feroit inutile de citer un plus grand nombre
d'Auteurs ; ils font uniformes fur ce point.

Chez les Romains l'accufation pour crime de
leze-Majefté, & quelques autres, n'étoit pas non plus
éteinte par la mort de l'accufé. Mais cette accufation ne fe dirigeoit pas contre le cadavre ou la mémoire. Les Romains, comme le dit Bornier d'après
Airault, n'auroient pas voulu pourfuivre des os,
des cendres, ou des ombres ; l'accufation tendoit
feulement à la confifcation des biens. C'étoit autant
une loi fifcale qu'une loi de l'état : appliquons ce qui
précede à la caufe.

M. d'Eprémefnil commence fa requête d'intervention par ces termes : » Difant que le feu Comte
»de Lally.... accufé par M. le Procureur-Général
·» de *trahifon* envers le Roi, & *d'autres crimes,* &c.

Le Comte de Lally - Tollendal foutient que fon

pere n'étoit coupable ni de *trahifon* envers le Roi , ni d'autres crimes : il prétend le démontrer à la Cour avec la derniere évidence.

Mais quand le Général Lally auroit commis des crimes particuliers, fa mort les éteindroit, *extinguitur enim crimen mortalitate* , ces crimes particuliers ne feroient point dans la claffe de l'exception.

On objecteroit vainement que fi l'accufation pour le crime d'Etat fubfifte , elle fait revivre l'accufation pour les autres crimes : aucune loi n'a pofé cette maxime inhumaine , aucun Arrêt ne l'autorife , aucun Auteur ne l'adopte. Et fur quoi pourroit-elle être fondée ? De ce qu'un Citoyen a le malheur d'être à la fois accufé de haute trahifon & de crimes particuliers , fa mémoire doit-elle en fouffrir ? Chaque crime n'a-t-il pas fes regles & fa peine ? Si la mort éteint les uns , & n'éteint pas l'autre , ne doivent-ils pas s'anéantir , ou revivre féparément , puifqu'ils font indépendants , puifque leur exiftence & leurs preuves n'ont rien de commun ? Le Juge ne doit pas être plus rigoureux que le Légiflateur. Or dès que le Légiflateur ne permet de faire le procès au défunt que pour le crime de leze-Majefté, le Juge ne peut faire ce procès pour d'autres crimes. La loi préfume que ces crimes n'exiftent pas , & elle donne un Curateur au défunt, pour que ce dernier fe difculpe de l'accufation qui lui furvit encore.

Quand d'ailleurs on pourroit dire que M. le Procureur-Général auroit la faculté de pourfuivre la mémoire du Général Lally , tant pour le crime de hau-

te trahifon que pour tout autre , il n'en réfulteroit
rien pour M. d'Eprémefnil , car l'accufation de M.
le Procureur-Général & la fienne font très-différentes. La premiere a donné naiffance au procès criminel , la feconde vient de naître ; celle de M. le Procureur-Général eft publique ; celle de M. d'Eprémefnil eft privée : c'eft cette feule accufation publique que le Souverain a renvoyée à la Cour. C'eft
pour cette feule accufation publique que la Cour eft
commife ; c'eft fur cette feule accufation publique
que la Cour peut & doit prononcer.

L'accufation perfonnelle de M. d'Eprémefnil n'é-
toit point formée lors de la caffation , lors des Let-
tres-patentes qui renvoient le procès criminel à la
Cour ; elle n'a donc jamais fait partie de ce procès ,
elle ne doit donc jamais en faire partie.

Cette accufation privée n'influe point fur l'ordre
public. Que M. de Leyrit mort ait ou n'ait pas été
injurié par le Général Lally mort il y a 14 ans, cela n'intéreffe en rien l'Etat.

Ainfi l'action de l'adverfaire , reftreinte dans fes
vrais termes , placée uniquement entre lui & la mémoire du Général , eft une fimple action en injures.

Quiconque prétendroit avoir reçu un outrage de
ce Général , & viendroit actuellement former une
action contre fa mémoire , feroit précifément dans
la pofition de M. d'Eprémefnil ; il feroit même dans
une pofition plus favorable, car M. d'Eprémefnil
s'eft vengé & a renoncé à fe plaindre.

Si la mort éteint les crimes les plus graves, ne

doit-elle pas à plus forte raifon anéantir l'injure. Je l'ai déjà obfervé. Si le Général Lally avoit tué le Gouverneur de Pondichéry, la mort, la fimple mort naturelle de ce Général ne permettroit plus de pourfuivre cet affaffinat ; & M. d'Eprémefnil veut que la mort violente du Général Lally n'ait pas éteint l'action en injures que ce Magiftrat avoit abandonnée. Quelle eft donc la baze de ce paradoxe étrange?

Il faut que M. d'Eprémefnil pofe en thefe, ou que la mort n'éteint plus le crime, ou que la mort ne peut éteindre la calomnie. Or de femblables maximes feroient révoltantes.

Pourquoi la mort éteint-elle le crime ? C'eft parce que le crime eft le fait de la perfonne, & que la perfonne ne fubfiftant plus, l'objet de la punition ceffe ; c'eft que la loi regarde la mort comme le terme de la vengeance ; c'eft que la défenfe eft de droit naturel ; que l'accufé peut être innocent ; qu'il pourroit établir fon innocence s'il exiftoit, & que le Curateur à la mémoire pourroit ne pas connoître, comme l'accufé, les moyens de juftification, ou ne pas les faire valoir comme lui.

Pourquoi la mort n'éteint-elle pas certains crimes, & entr'autres celui de haute trahifon? C'eft que ce crime importe effentiellement au falut de l'Etat; c'eft que la loi n'en fauroit rendre la pourfuite trop rigoureufe, & le fupplice trop effrayant ; c'eft que l'intérêt particulier doit céder à l'intérêt général, & qu'il vaut mieux expofer la mémoire d'un Citoyen, que le bonheur de tous.

Mais ce crime de haute trahifon ne confifte pas
dans les duretés, les négligences, les fautes même
groffieres d'un Miniftre, d'un Ambaffadeur, d'un
Général d'Armée. Il confifte dans des relations criminelles avec l'ennemi, dans la convention de lui
facrifier les intérêts de la Patrie, de lui livrer nos
Villes, nos Troupes, nos reffources quelconques.

L'adverfaire en s'écartant toujours de fa caufe,
en cherchant, en créant des crimes au Général Lally, en affeêtant de préfenter, de multiplier les incul-
pations, fans s'occuper jamais des moyens de défenfe, n'a pu cependant, malgré fes efforts, établir
ce crime de haute trahifon, ces conventions criminelles qui la conftituent. Il faut que l'imputation de
ce crime foit bien imaginaire, puifque M. d'Eprémefnil n'a pû la rendre vraifemblable, ou l'établir
d'après fa *maniere* d'argumenter.

Auffi l'Arrêt caffé par le Confeil ne condamnoit
pas le Général Lally comme atteint ou convaincu de
telle ou telle trahifon, mais il le condamnoit pour
avoir trahi les intérêts du Roi & de l'Etat. Cette
prononciation vague prouve qu'il n'y avoit aucun crime de haute trahifon déterminé ; elle prouve que
l'on fe décidoit par un prétendu enfemble, quoiqu'il
foit de principe que pour condamner à la mort, il
faut un crime conftant & précis, une preuve éviden-
te de ce crime.

Quand dans l'état où étoient les chofes en 1766,
on auroit pu raffembler toutes les imputations faites
au Général Lally, & en compofer un enfemble di-

gne de mort, (ce qui feroit bien contraire à l'efprit de la loi) il eſt toujours certain que maintenant ce Général n'eſt encore qu'accuſé, & qu'il n'eſt plus. D'où il ſuit que ſa mort ne permet point d'inquié-ter ſa mémoire, qu'il n'y a d'exception que pour le crime d'Etat, & que ſi ce crime n'eſt pas poſé dé-terminément, n'eſt pas prouvé évidemment, cette mémoire reſte intacte. Le Général Lally accuſé eſt réputé mort innocent, *integri ſtatus decedit.*

Si donc le ſupplice de ce Général ne pouvoit cal-mer l'adverſaire, ſi M. d'Epréménil vouloit ajouter à ce ſupplice, s'il vouloit qu'après avoir ôté la vie à ce Général, ou flétrit ſa mémoire, il devoit ſe ré-duire dans ſa dénonciation aux preuves qui pouvoient démontrer le crime d'Etat. L'examen du reſte ſera toujours ſuperflu.

Et pourra-t-on même ſuivre l'accuſation pour le crime d'Etat ? Eſt-ce par ſon fait que le Général Lally n'exiſte plus pour ſe défendre ? L'Arrêt qui l'a privé du jour n'eſt-il pas une violence commiſe par l'erreur judiciaire ? La loi, au nom de laquelle on l'a condamné, ſupplicié, lorſqu'on ne le pouvoit pas, ſera-t-elle ſans indulgence pour lui ? Qu'on identifie tant que l'on voudra ſa perſonne & ſa mémoire, cette mémoire & ſon curateur, le bon ſens dictera toujours que le Général & ſon Fils ne ſont pas les mêmes individus ; que cette mémoire eſt un mot, une pure abſtraction ; que ſi l'idée d'un pere mou-rant ſur l'échafaud accable toujours un fils, les rela-tions phyſiques ſont néanmoins anéanties pour eux ;

que l'ame & les *notions* de l'un n'ont point paſſé dans l'autre ; que ſi le pere vivoit , il pourroit avoir en lui, ou indiquer ailleurs les moyens que ſon fils n'a pas ou ne connoît point ; qu'il ſeroit effrayant qu'un Tribunal pût demander compte à celui qu'un autre Tribunal a mis dans la cruelle impuiſſance de le rendre, & que l'on ne peut appliquer une loi rigoureuſe au cas non-prévu.

Mais ſi le ſilence de cette loi en impoſoit aux Magiſtrats, s'ils ſe croyoient forcés de l'interpréter ſtrictement, au moins ils exigeroient les preuves les plus évidentes , & lorſqu'ils ne verroient pas cette évidence , ils ſe diroient, ſi l'accuſé n'avoit pas ſubi ſon ſupplice avant ſa conviction, s'il étoit préſent , s'il pouvoit parler , ſi l'on pouvoit l'entendre lui-même, il leveroit peut-être ces difficultés, il nous donneroit peut-être tous les renſeignements qui doivent conduire à la vérité.

Ceci poſé, fixons quelques faits.

En 1762 , M. de Leyrit & d'autres perſonnes , préſenterent un Mémoire au Miniſtre pour repouſſer , diſoient-ils , les imputations faites par le Général Lally.

De ſon côté le Général ſollicita la permiſſion de rendre plainte contre ſes ennemis. Mais enſuite il fut accuſé par M. le Procureur-Général. Son fils a donné des détails ſur ce point.

Pendant l'inſtruction de ce fatal procès , un Arrêt ordonna que M. de Leyrit ſeroit entendu comme témoin. C'étoit une choſe étrange ſans doute , puiſque

M.

M. de Leyrit avoit figné le Mémoire préfenté contre
le Général.

La dépofition de M. de Leyrit fût-elle reçue ? je
n'en fçais rien pofitivement ; mais je crois avoir entendu dire à l'Audience qu'elle ne le fût pas.

Quoiqu'il en foit, M. de Leyrit mourut. Il laiffa pour
héritiers fon frere & fon neveu M. d'Eprémefnil,
alors Avocat du Roi au Châtelet, mais mineur.

Dans vos plaidoiries, Monfieur, vous avez avan-
cé que votre oncle, en faifant à Dieu le facrifice de
fa vie, difoit : j'en ai fait un plus grand ; j'ai pardonné au Général Lally. Je crois rappeller à peu près
vos termes, au moins je rends vos idées.

Ainfi votre oncle avoit pardonné à fon ennemi
vivant, & vous ne pardonnez point à cet ennemi
mort fur l'échafaud ! Voilà deux vérités que l'on tient
de vous.

Dans votre Requête d'intervention vous dites
que » victime des chagrins dont le fieur de Lally l'a-
»voit abreuvé, M. de Leyrit étoit mort en recom-
»mandant aux fiens de ne publier pour fa mémoire
»*rien autre chofe* que fa Correfpondance avec le Général.

Si votre oncle avoit pardonné, il ne devoit pas
vous recommander de publier fa Correfpondance,
fur-tout avec fes notes ; car vous foutenez que cette
Correfpondance, ainfi apoftillée, prouve feule les
crimes du Général Lally : or, quand on pardonne à
l'infortuné que le Miniftere public accufe, on ne re-
commande pas de publier un ouvrage qu'on croit
propre à l'accabler.   D

Dans la même Requête vous continuez de vous exprimer en ces termes :

» Fideles à ſes dernieres volontés , ſon frere &
» ſon neveu n'ont en effet rien oppoſé aux calomnies
» du Comte de Lally , que cette Correſpondance. On
» leur conſeilloit de rendre plainte ; ils s'en ſont abſ-
» tenus , ſe faiſant une peine d'accabler le calomnia-
» teur par leur intervention. »

Les Mémoires du Général Lally ne parurent , il eſt vrai , qu'après la mort de M. de Leyrit ; mais ils ne renfermoient que les aſſertions faites antérieure-ment par ce Général , & pour leſquelles votre oncle avoit préſenté un Mémoire juſtificatif.

Toutefois vous oppoſâtes la Correſpondance & ſes notes aux Mémoires du Général Lally ; vous la diſtribuâtes même comme une réponſe directe à ces Mémoires. C'eſt vous , Monſieur , qui nous l'avez appris nommément à la derniere Audience : je n'ai donc pas beſoin de le prouver.

Aux yeux de la loi cette vengeance étoit même outrée. On compoſoit arbitrairement une collection de lettres ; on y mettoit des apoſtilles auſſi arbitrai-res ; on oppoſoit cet ouvrage extrajudiciaire à des Ecrits ſignifiés légalement : ſans être Partie au pro-cès , ſans vouloir l'être , on diſtribuoit le même Ou-vrage aux Juges , au public , & non au malheureux Général qu'on attaquoit. Du fond de ſon cachot , ignorant cette démarche , il ne pouvoit ſe défendre. Si la diſtribution illégale de cette Correſpondance , en l'état où elle ſe trouve , avoit influé ſur la con-

damnation injuſte du Général Lally , quelle autre
vengeance pourroient prétendre , & M. de Leyrit ,
& ſes héritiers , ou plutôt quels reproches ne ſe fe-
roient-ils pas eux-mêmes ?

Au reſte , ils n'avoient que deux partis à prendre
s'ils vouloient ſe venger ; l'un d'agir comme ils ont
fait ; l'autre de donner une plainte. Le premier étoit
illégal & cruel ; mais enfin ils l'ont pris ; ils y ont at-
taché leur ſatisfaction , & ils s'en ſont contentés. En
s'y réduiſant ils renonçoient à ſe plaindre , & ils
ne ſe ſont point plaints. Ils répandoient leur Correspondance & ſes notes pour incriminer le Général
Lally ; peut-être même cette Correſpondance a-t'elle
contribué à ſa perte. Que voudroient-ils donc en-
coré ? Prétendroient-ils la double & funeſte prérogative d'avoir pu ſe venger extrajudiciairement , en renonçant à la plainte , & de reprendre enſuite cette
plainte abandonnée ; d'avoir pu ſe faire juſtice eux-
mêmes , & de la demander enſuite aux Tribunaux ;
d'avoir déclaré que l'intervention ne leur étoit pas
alors permiſe , & de ſe la permettre maintenant ?

Conçoit-on combien cette prétention eſt révol-
tante , & en quel temps elle eſt formée ? C'eſt lorſque la mort du malheureux accuſé ne permet plus de
le haïr ; c'eſt lorſque ſa mort eſt déclarée injuſte ;
c'eſt lorſque ſon fils s'occupe à défendre ſa mémoire , qui ne peut être accuſée que pour le crime d'E-
tat ; c'eſt après 14 années de ſilence.

Ah ! Monſieur , ſi votre oncle , (& c'eſt vous
qui le dites ,) pardonnoit au Général Lally vivant,

D 2

ne pardonneroit-il pas au Général Lally mort fur l'échafaud ? Voudroit-il, comme vous, pourfuivre fa mémoire & tourmenter fon fils ? Les fentiments que vous attribuez à votre oncle, dépoferont toujours contre les vôtres. Son ombre, que vous évoquez, & qui, felon vous, protege vos efforts, doit vous reprocher fans ceffe de rendre fes intentions vaines, de chercher, de chérir la vengeance qu'il défapprouvoit. Eft-ce donc ainfi que vous êtes fidele à fes dernieres volontés ? Son exemple ne peut-il rien fur vous ? Votre conduite doit-elle être la critique de la fienne ? Si vous n'êtes point l'héritier de tous fes biens, ne devez-vous pas être l'héritier de toutes fes vertus ?

Quand vous répandiez fa Correfpondance avec des notes, vous faifiez déjà ce qu'il ne vouloit pas, ou plus qu'il ne vouloit ; mais enfin vous bornâtes là toute votre vengeance ; vous renonçâtes conféquemment à la plainte judiciaire.

Et d'où provenoit alors cette prétendue modération que vous n'avez plus ? » Nous nous faifions, » dites-vous, une peine d'accabler le calomniateur ». Ce font vos termes. Quoi ! ce fut-là votre motif ? Et pourquoi donc la même fenfibilité ne vous retient-elle pas maintenant ? Pourquoi méprifez-vous à la fois la derniere volonté de votre oncle, & celle de votre cohéritier ? Pourquoi ceffez-vous d'être humain & généreux ?

Je me faifois, dites-vous, une peine d'accabler le Général Lally, & vous avez clandeftinement dif-

tribué la Correspondance & ses notes. Cependant
vous assurez continuellement que cette seule Correspondance ainsi apostillée, prouve les crimes du
Général. Vous la répandiez donc pour établir ces
prétendus crimes? Vous ne vous faisiez donc pas
une peine de *l'accabler* ? Vous l'attaquiez bien plus
cruellement par un ouvrage illicite & mystérieux,
auquel il ne pouvoit répondre, que si vous l'aviez
attaqué en Justice, où il se seroit défendu : cette
crainte de l'accabler est donc une chimere ? Disons-
le, si vous n'avez pas rendu plainte, c'est que vous
avez cru qu'il étoit plus facile & plus sûr de combattre extrajudiciairement. Mais lorsque vous avez
recueilli tous les avantages de ce combat inégal,
lorsque vous n'avez pas voulu rendre plainte contre
le Général Lally vivant, ne seroit-il pas cruel de la
rendre contre le Général Lally mort ? La haine que
vous manifestez en 1780 n'indique-t-elle pas celle
qui devoit vous animer en 1766 ? Si la mort de votre ennemi ne vous calme pas, son existence devoit
vous être insupportable. Si vous ne ménagez pas sa
mémoire, vous deviez bien moins ménager sa personne.

Répétons-le. Vous n'avez point rendu plainte,
parce que vous vous faisiez une peine d'accabler le
Général Lally. Cependant, vous avez dit à l'Audience que si vous n'aviez point rendu plainte, c'est
parce que *vous étiez mineur alors*. Soyez donc d'ac-
cord avec vous-même. Dans votre requête d'intervention, c'est l'humanité qui s'opposoit à votre plain-

te : à l'Audience , c'eſt votre minorité qui étoit un obſtacle ; & moi je ſoutiens que ni l'une ni l'autre n'ont été vos motifs. Je viens de prouver qu'en renonçant à votre plainte , qu'en préférant la diſtribution de la Correſpondance apoſtillée , vous n'en étiez pas plus humain. J'ai fait voir ailleurs que votre minorité n'étoit pas un motif, puiſque votre cohéritier étoit majeur , & que le Miniſtere public pouvoit vous autoriſer.

Sur ce point , vous m'avez fait une objection qui n'eſt pas digne de vos lumieres. Vous avez cru , ou vous avez affecté de croire que j'avançois que , comme Avocat du Roi, homme public , vous ceſſiez d'être mineur. Je n'ai point dit cela ; je n'ai pu le dire ; vous n'avez pu l'entendre. S'il s'agiſſoit de ſçavoir en quels cas un mineur, homme public, peut ou ne peut point agir comme majeur, j'examinerois cette queſtion. Mais il ne s'agit point de cela. Je vous ai dit , non que votre miniſtere vous autoriſoit , mais que le Miniſtere public, M. le Procureur du Roi, pouvoit vous autoriſer. Si vous ſouteniez que vous n'auriez pu demander & obtenir cette autoriſation , je combattrois ce ſyſtême. Je ferois voir que vous auriez pu la demander & l'obtenir , malgré votre tuteur ou votre curateur. Je ferois voir que ſi l'on étoit tenu d'attendre la majorité, on ne pourroit ſouvent venger ſes proches , ſon pere , ou ſoi-même ; qu'en attendant cette majorité, les preuves pourroient dépérir , & le coupable échapper à ſa peine. Et quel eſt donc ce frivole prétexte de minorité ?

Vous n'en parlez point dans votre requête d'intervention. Vous vous y placez à côté de votre cohéritier votre oncle. Vous y dites que tous deux, fideles aux dernieres volontés de M. de Leyrit, vous
avez tous deux diftribué la Correfpondance. Vous y
dites qu'on vous confeilloit à tous deux de rendre
plainte, & que tous deux vous vous en êtes abftenus.
Vous n'y dites point que dans votre Mémoire à con-
fulter, vous avouiez tous deux que vous ne pouviez
intervenir, & que vos confeils ne répondirent pas
que vous le pouviez.

Non, je le répete, votre humanité & votre minorité n'ont point été les motifs qui vous ont fait
renoncer à la plainte ; la prudente vengeance vous
dirigea feule. Je n'examine point fi le Comte de
Lally difoit de votre oncle des chofes vraies ou fauf-
fes ; je ne décide point entre le Général & le Gouverneur. Je ne veux bleffer qui que ce foit : mais je
dis que vous calculâtes alors les avantages & les rifques des événements ; que vous aperçûtes bien qu'en
rendant plainte, la mémoire de M. de Leyrit de-
venoit partie au procès ; qu'elle étoit expofée aux
coups que le Général Lally voudroit lui porter ; que
l'innocence même ne doit pas fe compromettre in-
confidérément ; que l'homme le plus vertueux peut
être la victime de l'erreur ou des circonftances ; que
le fuccès le moins incertain coûte toujours beaucoup
de veilles, de peines & d'inquiétudes, & qu'avant
de l'obtenir, on peut fouffrir long-temps.

Oui, Monfieur, voilà ce qui vous empêcha de

rendre plainte ; voilà ce qui vous y fit renoncer : vous ne l'abandonnâtes que pour obtenir une vengeance plus fûre , plus prompte , & moins pénible. Vous diftribuâtes votre Correfpondance avec fes notes ; le Général Lally ne la vit point ; il ne pût ni prévenir , ni repouffer votre attaque ;..... enfin fa tête fût tranchée.

Quand vous auriez gardé le plus profond filence , je foutiens que ce filence feul vous rendroit non-recevable actuellement. Car en gardant ce filence, vous vous en rapportiez à la juftice. Direz-vous, Monfieur , que vous raifonniez de cette maniere ? » Si le Général » Lally perd la tête, je ne me plaindrai point ; s'il eft » abfous, je l'attaquerai. » Un pareil raifonnement feroit frémir , & je n'oferai jamais vous l'attribuer.

Reprenons encore votre requête d'intervention , vous y dites :

» Cette conduite modérée n'a point nui à l'hon- » neur de leur parent. Le même Arrêt qui a condam- » né le Comte de Lally à perdre la tête, a fupprimé » tous fes Mémoires , comme contenant des faits faux » & calomnieux.

Je dis que ces mots enveloppent un fophifme adroit : vous y infinuez qu'en fupprimant les Mémoires du Général Lally , l'Arrêt a fupprimé les affertions relatives à votre oncle : c'eft une erreur volontaire ; vous n'étiez point au procès , vous n'y avez attaqué aucun fait comme calomnieux , vous n'y avez formé aucune demande en fuppreffion, on n'a rien pu fupprimer à votre égard ; ainfi l'Arrêt ne vous

accordoit

accordoit rien perſonnellement, & ne pouvoit rien vous accorder. Vous avez dû vous y attendre en renonçant à la plainte judiciaire, en préférant à cette plainte la faculté de répandre la Correſpondance & ſes notes, en cherchant à vaincre ſans danger.

De deux choſes l'une ; ou vous avez compté ſur cette marche, ou vous avez cru que cette plainte ne ſeroit pas fondée : dans les deux cas vous êtes non-recevable actuellement.

Et s'il n'en étoit pas ainſi, votre inaction, avant l'Arrêt de 1766, ſeroit inconcevable. Si vous dites que vous n'agiſſiez point, parce que vous étiez ſûr que le Général Lally perdroit la tête, d'où vous venoit cette preſcience ? Si vous l'aviez, quels ſoupçons, juſte Ciel, ne feriez-vous pas naître ! Mais vous ne l'aviez pas : il s'enſuit donc que vous renonciez prudemment à vous plaindre, pour adopter un plan de vengeance prompt, aiſé, conforme à vos déſirs.

Copions encore un paſſage de votre requête d'intervention.

» La mémoire du feu ſieur de Leyrit étoit, dites-» vous, ſatisfaite. Mais au bout de 13 années on a » vu cet Arrêt mémorable attaqué en caſſation. »

Cet Arrêt mémorable ; & dans quels faſtes le fera-t-il ? En matiere criminelle ſur-tout, un Arrêt que le Souverain caſſe pour des vices eſſentiels, peut-il être mémorable, comme Arrêt juſte ? vous critiquez ſans ménagement cette caſſation, mais il ſera toujours vrai que cet Arrêt mémorable ne ſubſiſte plus. Le Conſeil a décidé qu'au moment où cet Arrêt

E

a été rendu, on ne pouvoit condamner le Général Lally, flétrir, humilier, & même abfoudre aucunes des Parties. Jufqu'au jugement définitif & légal, l'innocence eft préfumable; ainfi l'erreur a répandu le fang, a produit la honte de l'innocence préfumée. Eft-ce donc là ce qui rend un Arrêt mémorable? Monfieur, n'infultez point à notre infortune, & fi nos malheurs ne peuvent vous toucher, ne les augmentez pas. Quoi que vous puiffiez dire, vous ne pourrez jamais nous faire avouer que l'Arrêt qui nous condamnoit étoit jufte & légal.

Vous ajoutez encore dans votre Requête les termes fuivants. » Les parents du Gouverneur de Pon-»dichéry n'ayant point été Parties au Parlement, »n'ont pu être entendus au Confeil ».

Et quand les parents du Gouverneur auroient été Parties au Parlement, quand ils auroient été entendus au Confeil, penfez-vous que la caffation n'auroit pas eu lieu? Le Confeil ne pouvoit-il rien voir, rien vérifier, rien juger que d'après eux? Vous l'infinuez fans doute, lorfqu'après les termes ci-deffus vous dites, *la Requête a prévalu*. Mais des perfonnes qui étoient Parties au Parlement, ne font point venues fe faire entendre au Confeil, & elles n'attaquent point l'Arrêt du Confeil. Répondrez-vous qu'elles font trop délicates, ou trop magnanimes pour nous oppofer des obftacles, quoiqu'elles euffent un intérêt à le faire? En ce cas, Monfieur, prononcez fur la différence qui fe trouve entr'elles & vous.

Mais voici encore des termes plus importants.
»La Requête, dites-vous, a prévalu ; les chofes
»& les perfonnes font remifes au même état qu'en
»1766».

*Les chofes & les perfonnes font remifes au même
état qu'en* 1766! Cette dérifion eft bien infultante.
Les cendres du Comte de Lally fe font-elles rani-
mées? Sa tête s'eft-elle réunie à fon corps? Son tom-
beau s'eft-il ouvert? En eft-il forti ? Qu'on daigne
le rendre à fon fils , à fa famille , à fes amis, à fon
Roi ; qu'on daigne au moins le rendre à fon cachot,
& lui faire oublier fon affreux fupplice ; qu'on daigne retirer de la bouche de ce vieillard ce bâillon
qui enchaînoit fa voix ; qu'on daigne réparer les
maux que fon fils & nous avons fouffert pendant 13
années d'humiliation & de défefpoir ; qu'on daigne
vous rejetter de notre procès où vous n'étiez pas ,
& alors on pourra dire que les chofes & les perfonnes font remifes au même état qu'en 1766.

Non, non, Monfieur, elles n'y font pas remifes
ni pour nous ni pour vous. Votre éloquence ne fera
pas revivre les morts, & ne réparera pas le malheur
des vivants. La différence qui fe trouve entre vous
& nous eft bien remarquable. Quelque foit votre
chûte , vous n'en aurez pas moins fatisfait vos dé-
firs ; quelque foit notre triomphe, nous n'en ferons
pas moins victimes de l'erreur. Le Comte de Lally-Tollendal dira toujours, on ne me rendra jamais
mon pere ; ma vie eft condamnée à pleurer fa mort.
Nous dirons toujours, on ne nous rendra jamais le

repos, le bonheur, la gloire dont on nous a privés si long-tems. Le souvenir de notre humiliation ne cessera point de nous affliger.

Et vous, Monsieur, pouvez-vous remettre la mémoire de votre oncle au même état qu'en 1766 ? Vous accusez en son nom, mais peut-on l'accuser encore ? M. Le Procureur-Général & le fils du Comte de Lally peuvent-ils à présent, contre la mémoire de votre oncle, ce que le Ministere public & le Général Lally pouvoient contr'elle en 1766 ? Lisons les termes de votre premier Plaidoyer, pages 36 & 37. Les voici : » Vous savez mieux que moi, mon ad-
» versaire n'ignore pas sans doute que la loi ne per-
» met pas d'inquiéter au bout de cinq ans les manes
» d'un Citoyen décédé dans son état : c'est un droit
» interdit au Ministere public lui-même. Eh, bien !
» je renonce à cet avantage, & voici ma déclaration
» bien réfléchie. Si mon adversaire soutient que les
» preuves du moindre des délits imputés à mon oncle
» existent, je lui permets de les produire, & je consens
» que M. le Procureur-Général en fasse usage, sinon
» pour accuser mon oncle, *ce qui ne seroit pas régu-*
» *lier*, du moins *pour le faire connoître & me démaf-*
» *quer*, ce qui devient *très-juste*. En effet, ou mon
» oncle étoit vraiment un homme vertueux, ou je
» suis moi *le plus audacieux des hommes* d'abuser de
» *la loi des cinq ans* pour le proclamer irréprocha-
» ble, sachant qu'il ne l'étoit pas ».

Avez-vous compté, Monsieur, sur ce sophisme éloquent ? La loi ne permet plus d'inquiéter votre

oncle, & vous renoncez à cet avantage. Mais la juftice peut-elle admettre votre renonciation ? Cet
avantage auquel vous renoncez n'appartient-il pas
effentiellement à la mémoire de M. de Leyrit ? Avez-
vous le droit d'en difpofer ? Pouvez-vous ce que la
loi défend ? Pouvez-vous, à votre gré, foumettre ou
ne pas foumettre la mémoire de votre oncle aux rifques d'une inftruction criminelle ? L'y foumettez-
vous d'ailleurs ? Auffi-tôt que vous renoncez à la loi
des cinq ans, vous reftreignez votre renonciation ;
vous provoquez le Comte de Lally-Tollendal à foutenir que votre oncle étoit coupable, à fournir les
preuves de fes affertions ; vous confentez que M. le
Procureur-Général en faffe ufage : mais vous ajoutez
qu'il ne peut en faire ufage *pour accufer votre oncle*,
parce que cela ne feroit point régulier : ainfi vous ne
renoncez pas, pour votre oncle, à la loi des cinq ans :
ainfi vous avouez que vous ne pouvez y renoncer.
Que prétendez-vous donc ? Vous voulez que l'on ap-
pelle la mémoire de votre oncle en Jugement ; que
l'on examine s'il étoit coupable ; que, s'il l'étoit, on
conftate fes crimes, non pour le condamner, mais
pour le faire connoître, & pour vous démafquer :
ce font vos termes mêmes. Et quel befoin a-t'on de
faire tout cela ? Croyez-vous que le Comte de Lally-
Tollendal trouveroit des charmes à vous nuire ? N'ap-
préciez point fes fentiments d'après la paffion qui
vous égare.

Curateur à la mémoire du Général Lally, fon fils
doit vous dire : mon pere & votre oncle font morts ;

le premier fur l'échafaud, le fecond dans fon lit. Si
mon pere vivoit, il ne pourroit accufer votre oncle
mort ; fi votre oncle vivoit, il ne pourroit accufer
mon pere mort : leurs querelles ont difparu avec eux,
& ne pourroient revivre qu'avec eux. Si l'on pouvoit
s'écarter de ces maximes, ce ne feroit qu'en faveur
de mon pere ; car il avoit pofé judiciairement fes faits,
& vous n'avez point ainfi pofé les vôtres. Loin de
venir le combattre en Juftice, vous l'avez attaqué
extrajudiciairement, & l'on a tranché fa tête fans
qu'il ait connu, fans qu'il ait pu repouffer vos coups.
Votre fait n'eft pas celui de votre oncle, qui vouloit
mourir fans vengeance : ce fait vous eft perfonnel.
Mais vous vous préfentez au nom de votre oncle, &
en fon nom vous accufez mon pere malheureux ;
vous oppofez la mémoire de l'un à la mémoire de
l'autre ; vous prétendez que celle de votre oncle peut
faire condamner celle de mon pere, & que celle de
mon pere ne peut faire condamner celle de votre oncle : ainfi vous me livrez un combat où tous les avantages font de votre côté, & tous les rifques du mien ;
vous demandez le droit de rendre mon pere odieux,
fans que j'aie le droit de rendre odieux votre oncle.
Ah ! je ne reclame point ce droit inhumain ; mais vous
ne pouvez jamais l'avoir fi je ne l'ai pas. Avant de former le projet de faire condamner mon pere, s'il étoit
coupable, mettez-moi donc dans le cas de faire condamner votre oncle, fi je foutiens que c'eft lui qui
l'étoit ; en cherchant votre victime dans mon pere,
livrez-moi ma victime dans votre oncle ? Par quelle

fatalité inconcevable la mort juftifieroit-elle votre oncle, & ne juftifieroit-elle pas mon pere ? Seroit-ce
parce que la mort de mon pere eft une violence, &
que la mort de votre oncle eft un tribut que tout doit
à la nature ? Mais c'eft un nouveau moyen pour moi :
plus mon pere aura fouffert d'injuftices, & plus fa
mémoire fera favorable. Quel cœur barbare ne plain-
dra point celui dont on a tranché la tête, comme
étant coupable, lorfqu'on ne pouvoit point encore le
condamner ? Quelle haine ne s'anéantira pas à la vue
de cet effrayant fpectacle ? Quoi ! il s'agit maintenant
de fçavoir fi mon pere a mérité la mort, & déja il
l'a reçue ; la loi le préfume encore innocent ; mes Juges peuvent le trouver tel, & déjà fon fupplice eft
confommé !.... Et il exifte un Magiftrat qui vient
encore aggraver ce fupplice ! Et il fe préfente au nom
de fon oncle mort qui pardonnoit !.... Et il a pu
fe plaindre avant le fupplice de mon pere, & il n'a
pas donné fa plainte à la Juftice !... Et il dit qu'il ne
l'a point donnée, tantôt par ménagement, tantôt
parce qu'il étoit mineur ; & cependant il a toujours
extrajudiciairement accablé mon pere, qui l'igno-
roit !... Et il vient maintenant entreprendre, après la
mort de mon pere, ce qu'il n'avoit pas voulu entreprendre avant ;... & il le veut, quoiqu'il ait adopté
un autre plan de vengeance, & qu'il en ait joui !....
Et il refufe à mon pere le trifte privilege de la mort,
en le reclamant pour fon oncle !... Et parce qu'il
conçoit que cette funefte prérogative doit être accor-
dée ou refufée à tous deux, il imagine des convenan-

ces ; ... il se met à la place de son oncle, & il consent qu'on le punisse, au lieu de son oncle mort, s'il ne prouve pas que mon pere a calomnié ; comme si le Temple de la Justice étoit devenu le théâtre des passions ; ... comme si la loi se prêtoit aux accès de l'enthousiasme ; ... comme si les crimes n'étoient pas personnels ; ... comme s'il falloit changer toute notre législation, pour satisfaire le caprice ; ... comme si le bonheur de l'Etat étoit compromis dans la querelle de deux morts ; ... comme s'il ne s'agissoit pas de prétendues injures proférées il y a seize ans, pardonnées, vengées ou abandonnées ; ... comme si mon adversaire en étoit moins honoré, moins admiré ; ... comme s'il n'avouoit pas *que son intérêt l'occupe à peine* ; ... comme s'il n'étoit pas plus occupé du soin de diffamer mon pere, que du soin de disculper son oncle ; ... comme s'il n'intervenoit pas uniquement pour m'empêcher de justifier l'Auteur de mes jours, & de remplir le plus respectable, le plus inviolable des devoirs ; pour embarrasser ma défense si favorable & si naturelle ; pour rendre mon pere odieux à moi-même ; pour me faire avouer la justice de sa mort, me faire partager son supplice, me ravir tout, me perdre : car c'est ma perte qu'il désire. Si, comme mon pere, je cessois d'exister, il cesseroit de se plaindre, sans cesser peut-être de nous haïr ; ... & cependant que lui ai-je fait ?

Le Comte de Lally-Tollendal pourroit ajouter : vous n'avez pas, en 1766, accusé mon pere lorsqu'il pouvoit se défendre, & vous l'accusez en 1780 lorsqu'il

qu'il ne le peut plus. Quel procédé ! Je fuis fon Curateur, il eft vrai ; je le repréfente, mais je ne fuis pas
la même perfonne ; je n'ai pas commandé dans l'In-
de ; je n'ai pas vu ce qu'il y a vu ; je ne fais pas ce
qu'il favoit ; il m'a bien laiffé les pieces, les éclairciffements propres à détruire les accufations qu'il a
connues. Mais quelles précautions a-t'il pu prendre
contre votre accufation *qui vient de naître ;* contre
l'état & les notes de votre Correfpondance qui n'eft
point parvenue dans fon cachot ? Il a dû mourir avec
la perfuafion que vous ne vouliez pas le contredire,
puifqu'il n'a vu de votre part aucune contradiction
judiciaire ou extrajudiciaire. Je fuis donc forcé de
croire que vous ne l'avez point attaqué, parce que
vous ne l'avez pas jugé convenable.... Et vous me demandez à moi, après fa mort, après un filence de
feize ans, vous me demandez le compte que vous
pouviez & que vous n'avez pas voulu demander à
lui-même. Vous foutenez que je dois admettre pour
faux & calomnieux ce qu'il a dit, quoique vous
ayez pu & que vous n'ayez pas voulu le contrain-
dre judiciairement à paffer cet aveu. Vous prétendez
que dans cette pofition je dois déclarer que mon
pere étoit un calomniateur, ou fouffrir votre action
inconfidérée. Je ne ferai ni dénaturé ni imprudent.
Comme fils, je ne puis inculper mon pere : comme
Curateur, je puis tout pour lui & rien contre lui. A
ces deux titres je vous oppofe une fin de non-recevoir irréfiftible, & je ne vous dois rien de plus. La
nature, la loi, la raifon, me font une néceffité de ce

F

plan. Ce qui eſt néceſſaire n'eſt pas criminel. *Cri-*
men eſt actio voluntaria contra leges divinas , ſive
humanas.... *Quæ propter neceſſitatem recepta ſunt ,*
non poſſunt trahi in argumentum. Je refuſe ce que je
ne pourrois accorder quand je le voudrois. Et com-
ment ferois-je, ſans baſſeſſe & ſans crime, l'aveu que
vous exigez de moi, puiſqu'en le faiſant j'outragerois
mon père , & compromettrois ſa défenſe ſans nécef-
ſité? Repentez-vous d'avoir laiſſé échapper votre victime ; ſi mon pere devoit l'être, vous pouviez venir
au moins , lorſqu'on prononçoit ſon Arrêt , dire à
ſes Juges : » Arrêtez, Magiſtrats, il ne ſuffit pas de
» le déclarer traître envers la Patrie , il faut encore le
» déclarer calomniateur envers mon oncle ». Si vous
n'avez rien dit , rien fait de ce que vous deviez dire
& faire , n'en dois-je pas induire que vous avez voulu garder le ſilence juſqu'au moment de ſon cruel
ſupplice , & que vous avez alors renoncé pour toujours à l'accuſer judiciairement.

Le Comte de Tollendal pourroit dire encore : M.
de Leyrit & autres avoient préſenté au Miniſtre un
Mémoire contre mon pere. Inutilement direz-
vous que le Miniſtre l'avoit demandé. Des plaintes avoient ſûrement provoqué cette demande : or
ce Mémoire impute des crimes à mon pere. Si je
juſtifie que mon pere étoit innocent, je pourrai donc
ſoutenir que ce Mémoire étoit calomnieux. Et contre qui ferai-je juger la calomnie? contre la mémoire de M. de Leyrit ? Si j'attaquois cette mémoire ,
je vous verrois bientôt changer de ſyſtême, vous qui

déjà oppofez la loi des cinq ans à M. le Procureur-
Général, vous m'oppoferiez à moi celle des dix-huit.
Cependant je ferois dans une pofition bien plus favorable que vous. Je dirois, mon pere vouloit accufer votre oncle, & il n'a pu y parvenir. C'eft en partie fur les imputations que votre oncle lui faifoit que
l'on a tranché fa tête. Vous me répondriez : » mon
» oncle eft mort; on ne peut pourfuivre fa mémoire;
» on ne le pourroit pas même après les cinq ans pour
» le crime de haute trahifon.... Et vous ne voulez
pas, Monfieur, que je reclame cette prérogative contre vous, & d'après tout ce qui s'eft paffé ? Qu'a-
vez-vous donc fait de votre juftice ?

Le Comte de Lally-Tollendal ajouteroit encore :
dans votre premier Plaidoyer vous me difiez que je
pouvois, fans nuire à la mémoire de mon pere, ré-
puter faux les reproches qu'il avoit faits à M. de
Leyrit. Vous n'avez pas toujours tenu ce langage :
pour vous procurer la fatisfaction de peindre mon
pere comme le plus vile fcélérat, vous avez foutenu
que fi ces reproches étoient calomnieux, fa trahifon
étoit démontrée. Vous prétendez donc maintenant
me forcer de reconnoître que ces reproches font calomnieux, afin que ma bouche prononce que mon
pere étoit un traître, & que fon affreux fupplice étoit
mérité. Sentez-vous bien toute l'étendue de cette con-
trainte ? Eft-il un homme jufte & fenfible qui puiffe
m'y affujettir ? Quand je fçaurois que ces reproches
font calomnieux, le refus d'en faire l'aveu ne feroit-il
pas néceffaire ?

F 2

Oui, MM. le Comte de Lally Tollendal peut opposer ces moyens à notre adversaire commun ; mais nous, à ces raisons péremptoires, n'en pouvons-nous pas joindre d'autres ? Quand le fils du Général Lally consentiroit que l'on substituât M. d'Eprémesnil à la mémoire de son oncle ; quand ce fils consentiroit que la mémoire de ce Général pût encore être poursuivie pour des injures, serions-nous tenus de souffrir cette variation dans notre procès ? M. le Procureur-Général l'autoriseroit-il ? L'admettriez-vous, Messieurs ? Ne rejetteriez-vous pas celui qui la proposeroit ? Ne destitueriez-vous pas le Curateur téméraire qui l'adopteroit? La mémoire de M. de Leyrit & du Général Lally ne dépendra jamais que de la loi. Tout ce qui se feroit contre le vœu de la loi seroit radicalement & perpétuellement nul ; il faut donc consulter uniquement ce que la loi désire.

L'Arrêt du Conseil n'a donc pas remis les choses & les personnes en l'état où elles étoient avant le supplice du Général Lally ; car la mémoire de M. de Leyrit ne peut plus être appellée en jugement pour quelque crime que ce soit : la mort du Général Lally éteint sans retour toutes les accusations particulieres formées ou négligées. Le crime de haute trahison est le seul dont sa mémoire soit passible, si même son supplice injuste ne l'a pas aussi lavé de cette accusation, qui d'ailleurs est denuée de preuves.

J'ai demontré plus haut ces vérités inattaquables ; mais je suppose que le Général Lally est vivant, & que l'Arrêt de 1766 n'est pas rendu ; je place les choses

& les perfonnes au même état où elles fe font trouvées
immédiatement avant cet Arrêt.

Alors M. d'Eprémefnil fe contentoit de diftribuer
fa Correfpondance & fes notes ; & cela parce qu'il
fe faifoit une peine d'accabler le Général Lally. J'ai
montré ci-devant toute l'étendue de cette générofi-
té. Quoiqu'il en foit, il aima mieux fe venger ainfi
que de rendre plainte. Or fi les chofes & les perfonnes font dans le même état, il doit y refter auffi. Il
n'étoit point Partie au procès alors ; il ne doit donc
point y être Partie maintenant. Il fe repofoit fur ce
que le Parlement de Paris décideroit ; il doit donc
fe repofer fur ce que le Parlement de Normandie
décidera. Quelle raifon auroit-il pour changer de
fyftême ? Sufpecte-t-il M. le Procureur-Général,
M. le Rapporteur, la Cour ? Il ne le dira pas. .....
Croit-il que des Magiftrats auffi éclairés qu'integres,
ne pourront fans lui pénétrer dans ce procès, y chercher le vrai & l'appercevoir ? Il ne le dira pas encore..... Objectera-t-il que ce procès, pour être bien
entendu, a befoin d'éclairciffements, & qu'il peut feul
les procurer ? Mais il n'étoit pas dans la caufe quand
on a condamné le Général Lally & nous. Si ces éclairciffements étoient néceffaires à la condamnation, on
l'a donc prononcée fans motifs légitimes. Aux vices
de l'inftruction, l'injuftice du fonds étoit donc réunie. D'ailleurs, un Magiftrat pourroit-il jamais fe
déterminer à nuire ? A-t-il bien pefé les qualifications
d'une démarche femblable ? Dira-t-il enfin qu'ayant
négligé de fe plaindre en 1766, il veut réparer cette

négligence ? On a vu pourquoi M. d'Eprémefnil a renoncé à fa plainte ; on a vu qu'il s'en étoit bien dédommagé, & que l'humanité & la minorité n'étoient que des raifons apparentes. Admettons cependant qu'il n'a point rendu plainte , parce qu'il craignoit d'accabler le Général Lally : mais ce qu'il craignoit alors , il doit le craindre encore. S'il affure que les chofes font dans le même état , il doit agir de même. Les Mémoires qui le chagrinent font ceux qui étoient au procès. S'il fouffroit, fans fe plaindre, que le Parlement de Paris prononçât fur ces Mémoires , il doit fouffrir que le Parlement de Normandie y prononce. Sa conduite paffée eft la regle de fa conduite actuelle ; c'eft fon propre exemple qu'on lui oppofe. Qu'il faffe tant qu'il voudra d'ailleurs, abftraction de ce qui s'eft paffé depuis 1766 , il ne peut néanmoins fe diffimuler que l'on a tranché la tête du Général Lally ; que fous ce point de vue , fa fenfibilité doit des larmes à cette victime infortunée ; que s'il lui répugnoit de l'accabler vivant, il doit lui répugner bien davantage de l'accabler mort ; que les prétendues injures ont déjà bien vieilli, & qu'après 14 ans elles ne doivent pas l'aigrir plus que dans leur naiffance.

Si donc il change de marche, s'il prétend fe plaindre en Juftice, quoiqu'il y eût renoncé avantageufement ; fi, non content de fe plaindre, il prétend intervenir , quoiqu'avant l'Arrêt il ait déclaré ne le pouvoir ; fi, en intervenant, il ne fe borne pas à pofer fes faits ; s'il ne fe renferme pas dans fa caufe, dans les fins de non-recevoir ; s'il montre ouvertement le projet d'incriminer le Général Lally ; s'il fe préfente plutôt comme un ennemi, que comme Partie, il faut en conclure que fon intérêt qui l'occupe peu, ne le dirige pas.

Il eſt évident que M. d'Eprémeſnil n'a point de raiſons valables pour faire en 1780 ce qu'il ne faiſoit pas en 1766. On reproduit les Mémoires, dit-il ; non, ils ſont au procès, comme ils y ont été ; ils y ſont comme M. d'Eprémeſnil ſçavoit qu'ils y étoient, lorſqu'il renonçoit à ſe plaindre en ſe vengeant d'une autre maniere.

M. d'Eprémeſnil dit en vain que comme héritier & neveu de M. de Leyrit, il peut venger ſa mémoire. On ne lui conteſte pas ſa qualité, mais on lui conteſte ſon action. Si elle eſt éteinte ; ſi d'ailleurs elle feroit non-recevable, quand elle ne feroit pas éteinte, il ne peut la former.

Il dit encore en vain que s'il a une qualité, il peut agir par Requête : je réponds qu'il ne peut agir s'il n'a plus d'action, & je foutiens qu'il n'a plus d'action contre la mémoire.

Il objeête plus vainement encore que ſi ſon cohéritier a renoncé à cette action, cette renonciation eſt perſonnelle à ce cohéritier : car, 1°. il y a renoncé conjointement avec ce cohéritier, ainſi que cela réſulte des faits & de la requête d'intervention même. 2°. Quand ils n'y auroient pas renoncé l'un & l'autre, l'action ne feroit pas moins éteinte par la mort du ſieur de Leyrit & du Général Lally, & par toutes les circonſtances ci-deſſus expoſées.

J'ai trente ans pour intenter mon action, dit M. d'Eprémeſnil : la réponſe eſt ſimple. D'abord les crimes ſe preſcrivent par 20 ans, d'où il ſuit que M. d'Eprémeſnil n'en auroit pas 30, quand il s'agiroit du crime le plus grave. En ſecond lieu, il ſuffiroit que l'action fût éteinte, ou que n'étant pas éteinte, elle fût non-recevable, quand elle ne ſeroit pas preſcrite.

Il eſt des cas, dit M. d'Eprémeſnil, où l'on peut agir après la mort de l'accuſé.

Je réponds qu'on ne peut ſe plaindre pour injures quelconques, ſi l'on a renoncé à ſa plainte, ſi l'on s'eſt procuré une ſatisfaction, ſi l'on s'eſt contenté de cette ſatisfaction. J'ajoûte que l'on ne peut agir ſi l'action eſt éteinte, & que la loi refuſe toute action contre la mémoire.

Je prends l'action civile, dit M. d'Eprémeſnil. Peu importe ſi elle ne ſubſiſte plus, ſi elle eſt non-recevable. D'un autre côté, ſi M. d'Eprémeſnil conſidere ſon action comme purement civile, cette action étoit annale ; il y a donc long-temps que cette action eſt preſcrite ?

Mais M. d'Eprémeſnil ne prend point l'action civile, puiſqu'il vient former cette action dans le procès criminel. Car quelle peut être ſa partie dans ce procès ? Le Curateur ? Il repréſente la mémoire du Général ; c'eſt donc cette mémoire qui eſt l'objet de M. d'Eprémeſnil ; c'eſt donc contr'elle qu'il prend des concluſions. Il vient donc, malgré la diſpoſition

de

de l'Ordonnance , *faire le procès à la mémoire* , pour une action en calomnie.

Que M. d'Eprémefnil place la difficulté fous tel point de vue qu'il voudra, il ne trouvera jamais en la Cour que la mémoire du Général Lally. Or cette mémoire n'y eft que pour répondre à M. le Procureur-Général fur l'accufation relative au crime d'Etat. Elle y eft repréfentée par le Curateur, & l'on ne peut avoir contre ce Curateur que l'action autorifée contre la mémoire. S'il en toléroit une autre, il prévariqueroit, & tout ce qu'on pourroit faire à cet égard deviendroit nul.

Si M. d'Eprémefnil avoit une action civile fubfiftante, recevable, ce ne feroit pas contre la mémoire qu'il pourroit la former, ce ne pourroit être que contre la fucceffion. Or la fucceffion n'eft pas dans le procès ; aucun héritier ne l'y repréfente. M. d'Eprémefnil tente vainement de confondre le Curateur avec l'Héritier, la mémoire avec la fucceffion; ce font des chofes très-diftinctes. La mémoire du défunt peut être en jugement, quoiqu'il n'y ait pas de fucceffion. Le Curateur peut n'être pas Héritier, & cette caufe en fournit un exemple.

Les actions qu'on peut former contre la mémoire ou le Curateur, celles qu'on peut former contre la fucceffion ou l'héritier, n'ont rien de commun. La mémoire que le Curateur repréfente ne peut être pourfuivie que pour les crimes qui ne font pas éteints par la mort; la fucceffion que l'héritier repréfente ne peut être pourfuivie que pour des intérêts mobiliaires ou immobiliaires.   G

Que demande M. d'Eprémefnil ? Des réparations pécuniaires ? Non. S'il en demandoit il ne pourroit s'adreffer à la mémoire du Général Lally, il ne pourroit s'adreffer qu'à la fucceffion. Mais il veut qu'on fupprime les Mémoires du Général comme faux & calomnieux ; que l'on imprime, affiche l'Arrêt qu'il follicite, & cela aux frais & dépends du Curateur.

Or, où M. d'Eprémefnil vient-il prendre ces conclufions ? dans le procès criminel. Contre qui les prend-il ? contre le Curateur. Que repréfente le Curateur ? la mémoire du Général. Que demande M. d'Eprémefnil à cette mémoire ? l'aveu d'une calomnie atroce. Que prétend-il au défaut de cet aveu ? une condamnation pour calomnie, une affiche qui indique cette calomnie.

L'action de M. d'Eprémefnil, d'ailleurs éteinte & non-recevable, n'eft donc pas purement civile. Elle eft donc dirigée contre la mémoire ; elle tend donc à flétrir cette mémoire, à faire un procès à cette mémoire. Or l'Ordonnance défend de faire le procès à la mémoire, fi ce n'eft pour des cas exprimés, & la calomnie n'eft point un de ces cas. Que M. d'Eprémefnil cite donc une loi, une autorité qui abroge l'Ordonnance, qui établiffe une nouvelle exception à la loi générale.

Trouvera-t'il cette exception dans la loi qui permet à l'héritier de pourfuivre l'injure faite à la mémoire de celui dont il a recueilli la fucceffion ? Non. Cette loi donne bien à l'héritier l'action en injures, mais contre qui ? Contre la perfonne qui l'a faite cette injure , & non contre fa mémoire ou contre fon héritier. Cette loi eft bien une exception à la loi *injuriarum actio non datur hæredi ;* mais cette loi ne modifie rien , ne change rien à la loi *non datur actio in hæredem.* Ainfi M. d'Eprémefnil pourroit pourfuivre le Général Lally vivant , pour des injures qu'il auroit dites depuis la mort de M. de Leyrit , fi d'autres moyens n'écartoient pas fon action ; mais il ne peut le pourfuivre mort , parce qu'il n'a point d'action contre fa mémoire ni contre fes héritiers.

Quoi ! dit M. d'Eprémefnil , faut-il que j'aie toujours l'œil fur le calomniateur , & eft-ce ma faute à moi s'il vient à mourir ? Oui , c'eft votre faute de ne vous être point plaint pendant qu'il vivoit. Vous le pouviez, vous le deviez; la loi préfume que vous avez craint de l'attaquer pendant fa vie , que vous voulez profiter de fa mort , & rendre fon héritier la victime de votre négligence affectée. Oui, il falloit intenter votre action pendant qu'il pouvoit vous répondre, la pourfuivre pendant qu'il pouvoit fe défendre ; & fi alors il étoit mort , vous auriez pu demander la réparation civile à fon héritier , & la fucceffion ne lui feroit parvenue qu'avec cette charge.

M. d'Eprémefnil ne peut donc invoquer cette loi, ni aucune autre autorité. Tant qu'il ne montrera pas cette loi, cette autorité, il ne pourra rien contre la mémoire du Comte de Lally , contre le Curateur qui la défend, & qui ne défend qu'elle. Et s'il objectoit cette loi, cette autorité dérogatoires, il ne fe-

roit pas moins non-recevable d'après ce que j'ai ex-
pofé.

M. d'Eprémefnil a bien vu que la mémoire feule
étoit en caufe , & qu'il ne pouvoit l'attaquer nom-
mément. Auffi a-t-il eu l'attention de ne pas conclure à ce qu'elle fût déclarée atteinte & convaincue de
calomnie. Mais ce détour ne change pas l'effence des
chofes. Il eft toujours vrai que la mémoire feule eft
en caufe dans la perfonne du Curateur , que feule elle eft la partie de M. d'Eprémefnil , & que direc-
tement ou indirectement il l'attaque feule.

Il conclut à ce que le Curateur lui paie des dé-
pens ; mais ce Curateur ne peut en devoir qu'à ceux
qui peuvent attaquer la mémoire , puifqu'il ne repréfente qu'elle , puifqu'il n'eft pas dans la caufe comme héritier.

Que M. d'Eprémefnil pourfuive la fucceffion ,
s'il fe croit recevable & fondé à le faire ; mais il
n'aura jamais le droit de venir dans un procès où la
mémoire feule eft inculpée , & peut être inculpée
pour un crime unique , le crime d'Etat.

Il ne fuffit pas de dire je pourfuis la mémoire &
fon Curateur où je les trouve. Il faut prouver qu'on
a la faculté de les pourfuivre , & c'eft toujours ce que
M. d'Eprémefnil ne prouve point.

Le Curateur oppofera fans ceffe qu'il n'eft établi
que pour répondre aux actions exiftantes , & que
celle de M. d'Eprémefnil n'exifte plus ; que ce Magiftrat n'a pas le droit de lui demander ce qu'il fera ou ce qu'il ne fera pas ; que la Cour l'a nommé

Curateur fur l'accufation de M. le Procureur-Général ; que toute fa miffion eft de répondre à l'homme
public ; que le Souverain a commis la Cour pour juger ce procès tel qu'il a été caffé, tel qu'il eft ren-
voyé ; que l'action de M. d'Eprémefnil eft poftérieu-
re à l'Arrêt du Confeil ; qu'elle n'a jamais fait partie du procès criminel , & qu'elle ne peut en faire partie ; qu'elle eft indépendante du crime de haute trahifon , & qu'on ne pourroit l'y joindre fans
bleffer toutes les regles.

C'eft vous , a dit M. d'Eprémefnil au Curateur ;
c'eft vous, fils *naturel ou légitime* du Général Lally ,
qui avez follicité & obtenu la caffation de l'Arrêt de
mort prononcé contre votre pere : c'eft donc par votre fait que mon injure revit.

Quel fophifme ! M. d'Eprémefnil parle toujours
comme fi fon oncle n'avoit pas attaqué, pardonné ;
comme fi lui, fon neveu, n'avoit pas répondu extrajudiciairement aux Mémoires du Général Lally ; comme s'il n'avoit pas formellement renoncé à la plainte ,
à toute autre action ; comme s'il avoit rendu plainte
avant l'Arrêt du Parlement ; comme s'il avoit été
Partie au procès fur lequel cet Arrêt eft intervenu ;
comme fi cet Arrêt lui accordoit perfonnellement
une condamnation quelconque ; comme fi la mort du
Général Lally n'étoit pas antérieure à l'intervention ;
comme fi, dès l'inftant de cette mort, une action en
injures, qui n'étoit pas née, qui n'a paru que quatorze
années après , n'avoit pas été totalement éteinte par
cette mort & le laps du temps ; comme fi les chofes

n'étoient pas dans cet état lorfque l'Arrêt du Confeil a été rendu ; comme fi la mémoire de M. de Leyrit pouvoit encore être appellée en Jugement ; comme fi l'adverfaire, qui fe repofoit filentieufement fur la juftice du Parlement de Paris, ne devoit pas fe repo-fer de même fur la juftice du Parlement de Norman-die, &c. Que M. d'Eprémefnil refte dans la pofition où il fe plaçoit avant 1766 ; qu'il ne foit point Par-tie, mais qu'il diftribue fa Correfpondance ; qu'il s'a-gite pour que l'on ne faffe pas plus de grace à la mé-moire du Général qu'on n'en a fait à fa perfonne, & qu'il confidere enfuite fi ce perfonnage lui convient.

DEUXIEME QUESTION.

Quand M. d'Eprémefnil auroit une action EXISTAN-TE ET RECEVABLE *contre la mémoire ou le CU-RATEUR du Général Lally, pourroit-il, pour la* FORMER, INTERVENIR *dans ce procès de grand criminel ?*

Je le répete ; une feule des quatre queftions réfo-lues contre M. d'Eprémefnil, l'écarte de ce procès.

J'ai dit à l'adverfaire que la loi n'autorifoit nom-mément aucune intervention dans un procès de grand criminel. J'ai ajouté que la raifon & l'ufage en auto-rifoient quelques-unes.

Le Comte de Lally-Tollendal a dit la même chofe.

M. d'Eprémefnil differte donc en vain pour éta-blir qu'il y a des cas où l'on reçoit des interventions ;

j'ai moi-même indiqué ces cas.

Mais quels font ces cas où les interventions s'admettent ? Voilà le point.

Le Comte de Lally-Tollendal a foutenu , d'après
les plus habiles Jurifconfultes , que c'étoit lorfque
l'intervenant avoit un intérêt direct à l'objet propre
du procès.

Je n'entends point cela , dit M. d'Eprémefnil ; &
moi je foutiens que M. d'Eprémefnil ne l'entend que
trop , & qu'il affecte de n'y rien comprendre , pour
fe difpenfer d'une réponfe qu'il ne peut faire.

Mais j'ai expliqué bien clairement ce que M.
d'Eprémefnil *dit* ne pas entendre.

On a un intérêt direct à l'objet propre du procès ,
lorfqu'on peut intervenir pour partager l'accufation
exiftante.

Par exemple , fi le cohéritier de M. d'Eprémefnil
avoit rendu plainte contre le Général Lally , M.
d'Eprémefnil auroit pu intervenir dans le procès pendant entre le Général & ce cohéritier , & cela parce
que la qualité de ce cohéritier feroit la fienne ; parce
que le droit de ce cohéritier feroit le fien ; qu'il auroit pu donner la même plainte , former l'accufation
qui conftitueroit ce procès , & que par conféquent il
pourroit en partager la pourfuite.

Cela fans doute eft clair , & M. d'Eprémefnil doit
l'entendre.

Or dans quel procès M. d'Eprémefnil intervient-
il ? Dans un procès de grand criminel... Qu'eft-ce qui
conftitue ce procès ? L'accufation de M. le Procureur-

Général. L'adverfaire intervient-il, peut-il intervenir pour partager cette accufation publique ? Non, il
le reconnoît pofitivement, & il ne prend aucunes
conclufions à ce fujet. Cette accufation lui eft donc
étrangere.

J'avouerai que j'attendois de M. d'Eprémefnil
d'autres arguments que ceux qu'il a faits. Je voyois
bien ma caufe ; mais je craignois de me tromper,
puifqu'un Magiftrat aufli inftruit combattoit mon
fentiment.

Je fuis forcé de croire, d'après les réponfes de M.
d'Eprémefnil, qu'il ne comptoit pas fur fon intervention, & qu'elle n'étoit qu'un prétexte pour qu'il
pût dire, imprimer, répandre tout ce qu'il voudroit.

J'affure au moins, avec confiance, qu'il n'a pas
répondu à mes moyens ; & j'en induis, ou que M.
d'Eprémefnil me garde une réponfe, ou qu'il ne
peut m'en faire.

M. d'Eprémefnil m'oppofe des Arrêts. 1°. Celui
de S. Géran. La procédure fur laquelle cet Arrêt
eft intervenu eft un cahos. D'abord l'intervention
fût rejettée, parce que le procès étoit criminel, &
qu'on ne venoit point partager l'accufation..... Enfuite elle fût reçue, parce que le procès s'étoit chan-
gé en une action civile. L'Arrêt de S. Géran n'a pas
le plus foible rapport à notre caufe. Le Comte de
Lally-Tollendal a donné les détails de cette affaire,
& il a invoqué l'Arrêt en fa faveur. M. d'Eprémefnil ne donne point ces détails. Il cite l'Arrêt, plutôt qu'il ne l'explique.

2°.

2°. M. d'Eprémefnil m'oppofe l'Arrêt d'Alexandrine Varenne. Cet Arrêt établit mes principes, & non les fiens. Si je l'avois connu, je le lui aurois oppofé..... Un teftament avoit fait naître deux procès, l'un civil, l'autre criminel, qui fe trouverent joints. Au moyen de la jonction, le légataire univerfel, originairement Partie dans le procès civil feul, devint Partie dans les deux procès réunis. Alexandrine Varenne, légataire particuliere, y intervînt pour foutenir le teftament, comme le légataire univerfel le foutenoit. Ainfi elle avoit un intérêt direct à l'objet fondamental du procès. On reçût fon intervention, & cela étoit jufte.

3°. M. d'Eprémefnil m'oppofe l'Arrêt rendu pour le Bailli de Mauny. Mais il avoue que fon intervention ne fût pas conteftée. Ce n'eft donc pas la décifion de la Cour; c'eft le fimple agrément des Parties qu'il me préfente comme une autorité. A-t-on jamais cru que l'inattention ou le confentement d'une Partie, formoit une Jurifprudence fur un point de droit? Lorfque ce confentement a été donné, la Cour en a-t-elle demandé les motifs? Les demande-t-elle jamais en pareil cas? Dans l'efpece objectée, la Cour n'a pas plus vérifié le confentement qu'elle ne vérifie un défaut. Elle préfume alors que les Parties ne confentent que ce qu'elles ne peuvent ou ne veulent pas contefter. Dans l'efpece, loin de contefter l'intervention, on la défiroit. Voici comme on s'exprimoit pour les Parties du Bailli de Mauny: »En vous préfentant comme leur Partie, vous leur

H

» épargnez la peine & les frais d'une prife à Partie,
» à laquelle ils ont demandé d'être réfervés ».

Dans mon plaidoyer, je cite un Arrêt rendu entre les Créanciers d'un failli. Cet Arrêt rejette une
intervention qu'un Arrêt précédent, rendu par défaut, avoit reçue. Si l'on ne s'étoit pas oppofé à ce
dernier Arrêt, pourriez-vous me l'objecter ? Et fi
vous me l'objectiez, ne pourrois-je pas vous dire que
la Cour ne l'a point rendu en connoiffance de caufe ?

4°. Quoi ! Monfieur, vous m'oppofez auffi l'Arrêt de Defrues. Mais je n'ai jamais nié qu'il y eût des
cas où l'intervention pût être admife ; & j'ai moi-même cité cet Arrêt, à l'appui de mon principe, que
pour intervenir, il falloit avoir un intérêt direct à
l'objet propre du procès. Il étoit donc inutile de me
l'oppofer, & vous ne l'auriez fûrement pas fait, fi
vous aviez pu en citer quelqu'un qui eût jugé contra-
dictoirement que l'intervention dans un procès criminel peut être admife, quoique l'intervenant n'eût
point un intérêt direct à l'objet propre du procès.

Vous n'avez rien dit, Monfieur, de cet Arrêt
récent, rendu entre les Créanciers d'un failli ; Arrêt que j'analyfe dans mon plaidoyer ; Arrêt qui préfente tous les principes fur les interventions, & qui
indique les cas où elles font admiffibles & inadmif-
fibles. Vous ne dites rien de l'Arrêt de M°. Ferry,
Avocat, Arrêt que le Souverain vient de confir-
mer.

Tout récemment encore en Grand'Chambre on
vient de rejetter un intervenant qui prétendoit avoir

été injurié dans des plaidoiries qui se continuoient. La Cour l'a déclaré non-recevable.

Vous m'oppoſez le ſentiment de M^e. Thouret. J'aime & j'eſtime cet Avocat le modele de ce Barreau : mais puiſque vous m'oppoſez ſon ſentiment, daignez, Monſieur, lui demander ce qu'il penſe de votre intervention, & s'il ne répond pas qu'elle eſt inſoutenable, je conſens à perdre ma cauſe.

Nos deux plus célebres Criminaliſtes, Jouſſe & Serpillon vous condamnent nommément. Ils poſent en theſe, comme un principe de droit conſtant, admis par-tout, qu'un *tiers* ne peut intervenir dans un procès criminel, ſur le fondement qu'on l'y auroit inſulté, injurié ou diffamé : ce ſimple mot un *tiers* offre le motif de leur opinion, parce que ce tiers quoiqu'inſulté, injurié ou diffamé dans un procès, n'a pas un intérêt direct à la plainte qui conſtitue ce procès. Ces Criminaliſtes ſe trompent, dites-vous ; mais avouez que cette aſſertion iſolée n'eſt pas une réponſe.

Tous les jours ne voyons-nous pas des témoins qui ſe plaignent d'avoir été injuriés dans les repoches propoſés contre eux, des Citoyens qui ſe plaignent d'avoir été offenſés dans des plaidoiries, dans des Mémoires : où portent-ils leurs plaintes ? Interviennent-ils ? non ; ils forment une action ſéparée. Je pourrois citer à cet égard bien des exemples récents.

Le crime, ſelon vous, doit attirer le civil : mais eſt-ce ici le cas d'appliquer cette maxime ? Par exemple un particulier vole un meuble, on prend contre lui

l'action civile pour l'obliger à reſtitution. Dans la diſ-
cuſſion de cette inſtance le Miniſtere public croit appercevoir les caracteres & les preuves d'un vol , il
donne ſont réquiſitoire, on décrete le coupable ; alors
le procès civil ſe confond dans le procès criminel ,
parce que l'un eſt le principe de l'autre.

Tout s'oppoſe donc à l'intervention de M. d'Eprémeſnil.

TROISIEME QUESTION.

*M. d'Eprémeſnil peut & doit former ſon action
dans un autre Tribunal, s'il la croit exiſtante &
recevable.*

M. d'Eprémeſnil a démontré lui-même l'affirma-
tive de cette propoſition.

1°. Il conclut à ce que les Mémoires dont il s'agit
ſoient ſupprimés, comme faux & calomnieux.

Or, s'il prétend obtenir ces concluſions à l'Audience , il reconnoît donc que ſa cauſe peut être jugée
ſans qu'on la diſcute dans le procès criminel , puiſque la Cour ne viſitera point ce procès à l'Audience.

Il eſt vrai que M. d'Eprémeſnil ajoute que ſi la
Cour ne ſe trouve pas en état de lui accorder ſes concluſions à l'Audience , on doit les joindre au fond.

Mais il eſt toujours certain que , par la premiere
partie de ſes Concluſions, M. d'Eprémeſnil reconnoît & ſoutient que ſa cauſe peut être jugée à l'Audience ; d'où il ſuit qu'il ne prétend pas qu'elle doit

être jugée avec le procès criminel ; d'où il fuit encore qu'il la confidere lui-même comme indépendante de ce procès, comme un objet abfolument féparé ; d'où il fuit enfin qu'il l'introduit fans prétexte en la Cour ; que ce qu'il demande en la Cour au Comte de Lally-Tollendal, il peut le demander ailleurs ; que nous ne devons point être les témoins de leurs débats ; que leurs difcuffions ne touchant pas au procès criminel, ne doivent pas en fufpendre l'inftruction, le rapport & le jugement.

J'ai déjà fait cette obfervation à M. d'Eprémefnil, & il n'y a pas répondu un mot.

2°. Il a dit au Comte de Lally-Tollendal , vous prétendez que je viens pour retarder la décifion de votre procès ; or je confens abandonner mon intervention, fi vous prenez l'engagement de répondre à mes demandes après votre procès jugé.

C'eft , de la part de M. d'Eprémefnil, avouer nettement que fon action ne dépend pas du procès criminel, puifqu'il confent qu'on la difcute après le jugement de ce procès, & hors de ce procès.

3°. M. d'Eprémefnil a dit à l'Audience, je fçais bien que je peux former mon action dans un autre Tribunal : cet aveu tranche la difficulté. Car fi M. d'Eprémefnil peut intenter fon action ailleurs, cette action ne dépend donc pas du procès criminel; elle peut donc être jugée fans l'être avec lui. Il réfulte encore de là que M. d'Eprémefnil doit prendre cette voie fimple qu'il reconnoît avoir, & qu'il doit abandonner fon intervention , voie inutile pour lui , &

aggravante pour nous. La Juſtice ne peut permettre qu’un procès qui ne concerne que deux perſonnes, & qui peut s’inſtruire entr’eux dans un premier Tribunal, s’inſtruiſe encore avec vingt autres parties étrangeres à ce procès, & dans un Tribunal ſupérieur.

Je ne répéterai point ce que j’ai dit ſur cette troiſieme queſtion, puiſque M. d’Eprémeſnil n’entreprend pas de le réfuter.

IV. ET DERNIERE QUESTION.

Les Comtes de Lally pere & fils n’ont pû, par des injures vraies ou fauſſes, amener une nouvelle partie au procès.

C’eſt du chef de ce Général, & de ſon fils, que l’adverſaire tire ſes moyens d’intervention.

Or, quand il pourroit ſoutenir qu’à l’égard de la mémoire du Comte de Lally, & relativement au Curateur, il peut intervenir, le pourroit-il quant à M. le Procureur-Général, & quant aux autres parties ? J’ai démontré le contraire dans mon premier plaidoyer, & M. d’Eprémeſnil n’a rien répondu à mes moyens & à mes arguments ; il les a donc regardés comme inſolubles.

Et que pourroit-il répondre ?

Dans votre ſyſtême, lui ai-je dit, ſi l’un des accuſés ſe répand en injures contre des tiers, il forcera donc M. le Procureur-Général de ſuſpendre ſes pourſuites, pour entendre des intervenants offenſés,

pour les laiſſer établir leurs moyens, pour laiſſer l'óf-
fenſeur produire ſes réponſes, pour completter leur
inſtruction reſpective.... M. d'Eprémeſnil a ſenti la
force de ces obſervations, & il n'y a pas répondu.

Dans votre ſyſtème, lui ai-je dit encore, un accuſé prêt d'être puni aura donc le droit de retarder arbitrairement ſa condamnation, en provoquant des
interventions par des injures, en concertant même,
& ces injures, & ces interventions. M. d'Eprémeſnil
n'a pas encore hazardé une réponſe à ce raiſonne-
ment. Enfin, je lui ai fait voir que ſi ſon ſyſtème
avoit lieu, il dépendroit de quelques parties d'éter-
niſer un procès, quand elles auroient intérêt à le
faire.... Qu'un accuſé coupable pourroit retenir dans
ſon cachot l'accuſé innocent, & que la Juſtice ne pourroit tolérer un arbitraire auſſi dangereux. J'ajoute
qu'elle n'y ſeroit déterminée par aucun motif raiſon-
nable, puiſqu'une partie ne peut pas ſouffrir des
écarts d'une autre, puiſque l'intervenant peut prendre
un . . . . rée.

Dan. . eſpèce, tou. n'invite-t-il pas à rejetter l'intervention de M. d'Eprémeſnil, dès que ce Magiſ-
trat peut prendre une autre voie, s'il a une action.
Quand il en ſouffriroit quelque préjudice, ne vaut-il
pas mieux qu'il le ſouffre que nous? N'y a-t-il pas
aſſez long-tems que nous gémiſſons comme accuſés?
Sa poſition eſt-elle douloureuſe comme la nôtre? Si
ſon intervention étoit reçue, qu'arriveroit-il? Ne
pourroit-il pas y avoir une inſtruction très-longue
entre lui & le Comte de Lally-Tollendal? Si ce der-

nier foutient les affertions de fon pere, s'il offre de
les prouver, quelles procédures, quelles longueurs
n'en réfulteront pas ? Et lorfque notre procès étoit
en état d'être jugé, lorfque la Cour alloit le juger,
il faudra que, fpectateurs de toutes ces difcuffions qui
nous font étrangeres, nous languiffions dans les liens
d'un décret. Cette feule réflexion doit écarter M.
d'Eprémefnil.

En terminant ma plaidoierie, je dirai à ce Magiftrat que je refpecte fa perfonne, que j'admire fes ta-
lents, que j'ai dû combattre fa prétention, & que
mon zele ne peut lui déplaire.

Je perfifte à mes Conclufions.

Me. DUCASTEL, Avocat.